Mª Antonia Meroño Saura
TITOS ARCOS
RODRÍGUEZ ROMERO

Inmunoterapia En Ancianos

Mª Antonia Meroño Saura
TITOS ARCOS
RODRÍGUEZ ROMERO

Inmunoterapia En Ancianos

Evaluación de la efectividad y seguridad de fármacos inhibidores del punto del control inmunitario en pacientes mayores

PUBLICIA

Imprint
Any brand names and product names mentioned in this book are subject to trademark, brand or patent protection and are trademarks or registered trademarks of their respective holders. The use of brand names, product names, common names, trade names, product descriptions etc. even without a particular marking in this work is in no way to be construed to mean that such names may be regarded as unrestricted in respect of trademark and brand protection legislation and could thus be used by anyone.

Cover image: www.ingimage.com

Publisher:
PUBLICIA
is a trademark of
International Book Market Service Ltd., member of OmniScriptum Publishing Group
17 Meldrum Street, Beau Bassin 71504, Mauritius
Printed at: see last page
ISBN: 978-620-2-43241-2

EVALUACIÓN DE LA EFECTIVIDAD Y SEGURIDAD DE FÁRMACOS INHIBIDORES DEL PUNTO DEL CONTROL INMUNITARIO EN PACIENTES MAYORES DE 65 AÑOS.

ÍNDICE

ABREVIATURAS

ALK: Receptor tirosina quinasa del linfoma anaplásico.

APC: Célula presentadora de antígeno.

BV: Brentuximab Vedotin.

CCECC: Cáncer de células escamosas de cabeza y cuello.

CCR: Carcinoma de células renales.

CPNM: Cáncer de pulmón no microcítico.

CTLA-4: Antígeno 4 del linfocito T citotóxico.

EAs: Efectos Adversos.

ECOG: Eastern Cooperative Oncology Group.

EGFR: Receptor del factor de crecimiento epidérmico.

Fc: Fragmento cristalizable.

FDA: Food and Drug Administration.

ICIs: Inhibidores del punto de control inmunitario.

IgG1: Anticuerpo tipo inmunoglobulina G1.

IgG4: Anticuerpo tipo inmunoglobulina G4.

LHc: Linfoma de Hodgkin clásico.

NK: Natural Killer.

PD-L1: Ligando de muerte programada 1.

PD-L2: Ligando de muerte programada 2.

PD-1: Receptor de muerte programada–1.

SLP: Supervivencia Libre de Progresión.

SG: Supervivencia Global.

TAPH: Trasplante autólogo de progenitores hematopoyéticos.

TPS: Proporción de marcador tumoral.

TRO: Tasa de Respuesta Objetiva.

RESUMEN

Introducción: La inmunoterapia en una terapia muy utilizada actualmente en el tratamiento del cáncer que tiene por objetivo establecer, reparar o aumentar la respuesta del sistema inmunitario ante una enfermedad. Con el envejecimiento, la incidencia y prevalencia del cáncer se incrementan, lo que sugiere una relación entre envejecimiento y cáncer. El envejecimiento se asocia a unos cambios en el sistema inmune que podrían alterar el patrón de respuesta a la inmunoterapia. **Objetivo:** Evaluar la efectividad y seguridad de los inhibidores del punto de control inmunitario, y comparar los resultados con los ensayos pivotales. **Métodos:** Estudio retrospectivo en el que se incluyeron pacientes mayores de 65 años tratados con inmunoterapia. Como variable principal de efectividad se analizó la supervivencia global (SG) y como variables secundarias la tasa de respuesta objetiva (TRO) y la supervivencia libre de progresión (SLP). Como variable de seguridad se analizó la aparición de efectos adversos. **Resultado:** Se incluyeron 62 pacientes con una mediana de edad de 70 años. Los pacientes recibieron nivolumab, pembrolizumab, atezolizumab o durvalumab para el tratamiento del cáncer de pulmón no microcítico escamoso, no escamoso, carcinoma Urotelial, cáncer de cabeza y cuello y melanoma. La mediana de SG para nivolumab fue de 13,01 (IC95% 6,39-19,63) meses, para pembrolizumab de 17,25 (IC95% 3,73-30,76) meses, para atezolizumab de 3,22 (IC95% 0-6,50) meses y no obtenida para durvalumab. Las reacciones adversas de cualquier grado fueron frecuentes (50-75%) con un menor porcentaje de toxicidad grado 3-4 (23-50%). **Conclusión:** La inmunoterapia demostró ser efectiva en ancianos, aunque los estudios fueron difícilmente comparables debido a la variabilidad en los resultados.

Palabras clave: Inmunoterapia, cáncer, envejecimiento, seguridad, efectividad.

ABSTRACT

Introduction: Currently, immunotherapy is a therapy widely used in the treatment of cancer whose aim is to establish, repair or increase the response of the immune system to disease. With aging, the incidence and prevalence of cancer increase, suggesting a relationship between aging and cancer. Aging is associated with changes in the immune system that could alter the pattern of response to immunotherapy **Objective:** To assess the effectiveness and safety of immune checkpoint inhibitors, and to compare the results with pivotal trials **Methods:** Retrospective trial that included patients older than 65 years treated with immunotherapy. Overall survival (OS) was analyzed as the main effectiveness variable, and objective response rate (ORR) and progression-free survival (PFS) were analyzed as secondary variables. The appearance of adverse effects was analyzed as a safety variable. **Results:** 62 patients with a median age of 70 years were included. Patients received nivolumab, pembrolizumab, atezolizumab or durvalumab for the treatment of squamous or non-squamous non-small cell lung cancer, urothelial carcinoma, head and neck cancer, and melanoma. The median overall survival (OS) for nivolumab was 13,01 (95% CI 6, 39-19.63) months, for pembrolizumab was 17,25 (95% CI 3.73-30.76) months, for was atezolizumab 3,22 (95% CI 0-6.50) months and for durvalumab was not obtained. Adverse reactions of any grade were frequent (50-75%) with a lower percentage of grade 3-4 toxicity (23-50%). **Conclusion:** Immunotherapy proved to be effective in the elderly, the studies were difficult to compare due to variability in the results.

Keywords: Inmmunotherapy, cancer, aging, safety, effectiveness

INTRODUCCIÓN

INTRODUCCIÓN A LA INMUNOTERAPIA

La inmunoterapia es una estrategia de tratamiento que tiene por objetivo establecer, reparar o aumentar la respuesta del sistema inmunitario ante una enfermedad(1).

Existen principalmente dos tipos de inmunoterapia:

- Pasiva: Se basa en transferir a poseedores de tumores de células o anticuerpos anteriormente desarrollados *in vitro* y dirigidos frente al tumor. Cuando las células T se cultivan extracorpóreamente, las células T, a pesar de ser funcionales por cierto tiempo, pierden su función rápidamente tras ser infundidas a los pacientes.

- Activa: tiene como objeto activar y multiplicar linfocitos T antígeno específicos, pero dentro del propio paciente. Activar células T dentro del paciente tiene la ventaja de que no pierden su función tan rápidamente.

Ambos tipos de inmunoterapia pueden utilizarse de forma directa frente a antígenos tumorales (inmunoterapia específica) o para lograr una activación general del sistema inmune (inmunoterapia inespecífica) (1,2).

La inmunoterapia tiene multitud de aplicaciones en la medicina actual, se puede citar su papel en enfermedades neurológicas como el alzhéimer o la migraña (3), en el tratamiento de procesos de causa alérgica como rinitis alérgica y asma alérgica (4) o la inmunoterapia antígeno específica en el tratamiento de enfermedades autoinmunes (50). Por último, cabe destacar que ha adquirido mucha importancia recientemente en el campo de la oncohematología como tratamiento de múltiples tipos de tumores (5).

En el año 2018, James Allison de la Universidad de Texas y Tasuko Honjo de la Universidad de Kyoto fueron recibieron el Premio Nobel de Fisiología o Medicina 2018 por sus descubrimientos que llevaron al desarrollo de los inhibidores del punto de control inmunitario (ICIs).

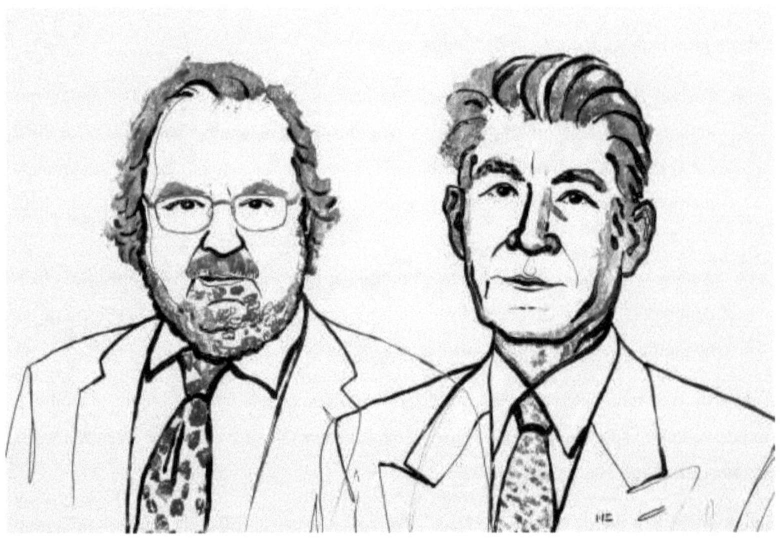

Los ICIs son una clase de medicamentos que han transformado el estándar de atención en muchos tumores. Son anticuerpos monoclonales que bloquean la acción inhibitoria de unas proteínas conocidas como punto de control que se encuentran en la superficie de los linfocitos, o de sus ligandos. Algunas de estas moléculas son el receptor de muerte programada–1 (PD-1) y antígeno 4 del linfocito T citotóxico (CTLA-4). Su inhibición consigue que las células T reconozcan y destruyan las células tumorales. Diferentes ICIs han logrado ser aprobados por la Food and Drug Administration (FDA) como terapia de varias clases de tumores, incluido melanoma, cáncer de pulmón no microcítico (CPNM), cáncer renal, linfoma y un subtipo de cáncer de colon, conocido como cáncer de colon con alteraciones del sistema que repara los errores del ADN al replicarse (6,7).

Estos ICIs han obtenido una mejoría en la supervivencia, e incluso curación, para algunos de estos cánceres avanzados, que anteriormente tenían pronósticos muy pobres (7).

INMUNOTERAPIA CON INHIBIDORES DE CTLA-4

Se requieren dos señales para iniciar una respuesta inmune. La primera señal ocurre cuando el antígeno asociado a tumor, es presentado por el complejo mayor de histocompatibilidad en la célula presentadora de antígeno (APC) y es reconocido por el receptor tipo Toll de las células T. La señal 2 se produce en respuesta a la unión de CD80 o CD86 (B7) de la célula APC con el receptor CD28 de la célula T. CTLA-4 es un homólogo de CD28 y limita la respuesta proliferativa de las células T activadas al competir con CD28 por el ligando B7. Esta inhibición ocurre en respuesta a la unión de CD80 o CD86 de APC con receptor CTLA-4 en las células T, de esta forma se interrumpe la señal 2. Los anticuerpos anti-CTLA-4 bloquean CTLA-4, favoreciendo con ello que se activen y proliferen las células T (8). El mecanismo por el que actúan los inhibidores de CTLA4 se muestra en la figura 1.

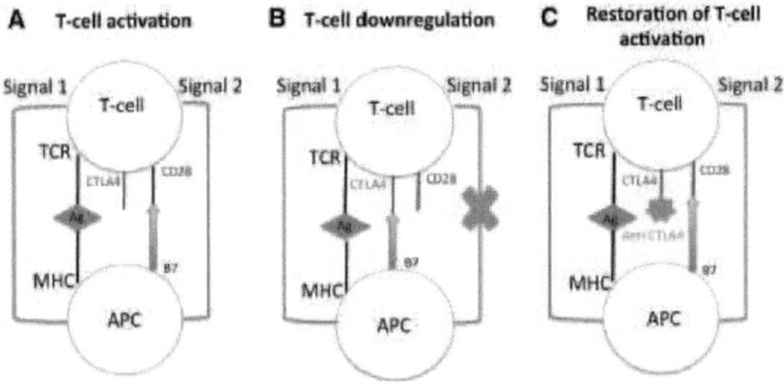

Figura 1. Mecanismo de acción de los inhibidores de CTLA4.

IPILIMUMAB

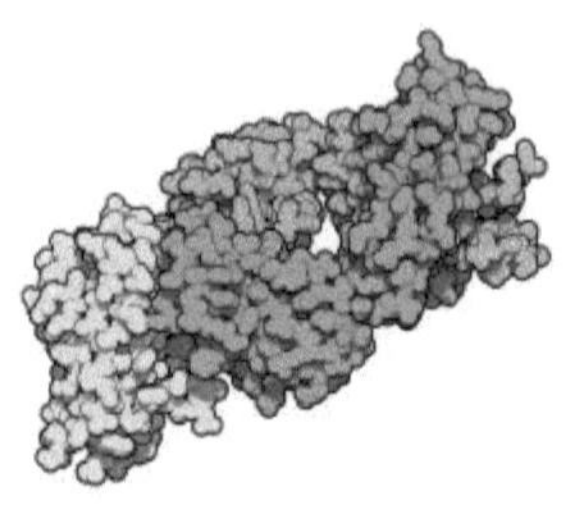

En junio de 2010, se presentó ipilimumab, un anticuerpo tipo inmunoglobulina G1 (IgG1) con funciones efectoras, como terapia en el melanoma con metástasis. Fue el primer ICI presentado. Es un anticuerpo monoclonal dirigido a la proteína 4 que se asocia a los linfocitos T citotóxicos (CTLA-4) (9).

La FDA anunció la aprobación de ipilimumab como terapia en el melanoma no resecable o metastásico en marzo de 2011. Esta fue la primera aprobación de la agencia para un ICI, y el único que emitiría durante casi 3 años y medio, pero no sería el último. Nuevos medicamentos, nuevas combinaciones y nuevas indicaciones para fármacos ya aprobados surgieron rápidamente desde finales de 2014 (10).

En la actualidad, ipilimumab está indicado en España para(11);

Melanoma

- En monoterapia está autorizado como terapia en el melanoma avanzado (inoperable o con metástasis) en adultos y adolescentes de 12 años y mayores.
- Junto a con nivolumab como terapia en el melanoma avanzado (inoperable o con metástasis) en adultos.

Carcinoma de Células Renales

- Junto a nivolumab como terapia inicial en pacientes adultos con carcinoma de células renales (CCR) avanzado de riesgo intermedio.

TREMELIMUMAB

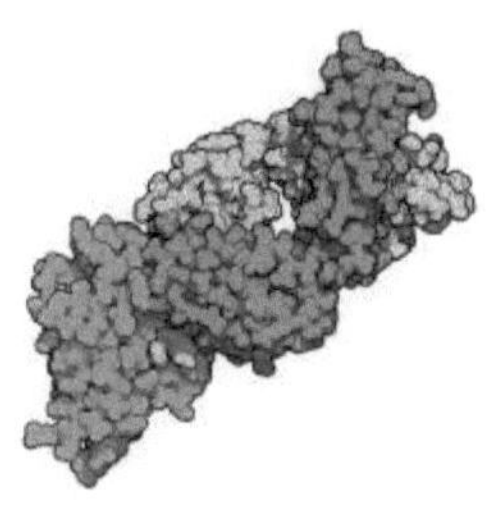

Tremelimumab es un anticuerpo monoclonal totalmente humano anti-CTLA4 desarrollado como una inmunoglobulina G2, ya que este tipo de inmunoglobulina induce una mínima activación del complemento y citotoxicidad mediada por células dependiente de anticuerpos. Actualmente no está comercializado en España, y se está ensayando en monoterapia y junto a frente a diferentes tipos de tumores (12,13).

INMUNOTERAPIA CON INHIBIDORES DE PD1 Y PD-L1

El receptor PD-1 se encuentra en células T activadas, células B, macrófagos, células T reguladoras y células natural killer (NK). La interacción de PD-1 con su familia de ligandos B7, el ligando de muerte programada 1 (PD-L1 o B7-H1) o el ligando de muerte programada 2 (PD-L2 o B7-DC) tiene como consecuencia la supresión de la proliferación y la respuesta inmune de las células T. La activación de la señalización PD-1 / PD-L1 sirve como un mecanismo principal por el cual los tumores evaden las respuestas inmunológicas de células T específicas de antígeno. La inhibición de anticuerpos de PD-1 o PD-L1 revierte este proceso y mejora la actividad inmune antitumoral (14). El mecanismo por el que actúan los inhibidores de PD1 y PDL-1 se muestra en la figura 2.

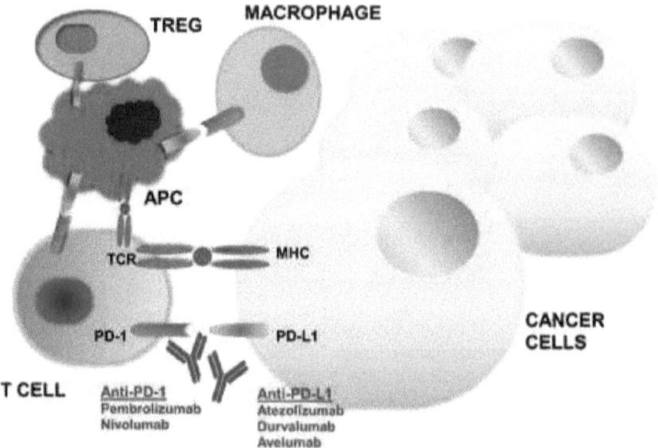

Figura 2. Mecanismo de acción de los inhibidores PD1 y PDL-1.

NIVOLUMAB

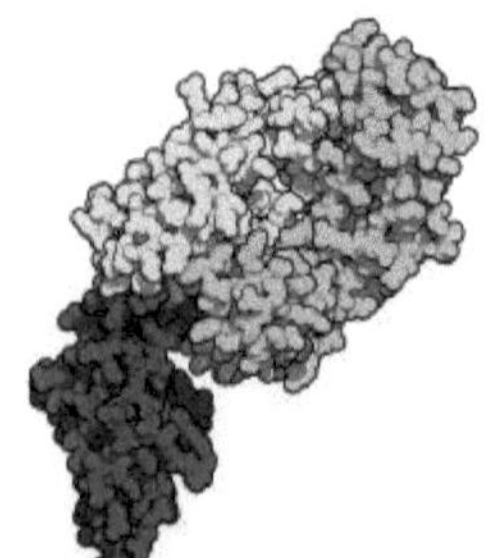

Nivolumab es un anticuerpo monoclonal humano inmunoglobulina G4 (IgG4). Actúa mediante el bloqueo de la inhibición de la respuesta inmune antitumoral mediada por la vía PD-1 al unirse al receptor PD-1 en las células T y bloquear la comunicación con sus ligandos PD-L1 y PD-L2 (15).

Actualmente, nivolumab está indicado en España para(16):

Melanoma

- Individualmente o junto a ipilimumab, como terapia en el melanoma avanzado (inoperable o con metástasis) en adultos.
- Individualmente, como terapia adyuvante de adultos con melanoma con afectación ganglionar o con enfermedad metastásica que se hayan sometido a cirugía completa.

Cáncer de Pulmón

- Individualmente, como terapia en el CPNM en adultos, localmente avanzado o con metástasis tras haber recibido quimioterapia anteriormente.

Carcinoma de Células Renales avanzado

- Individualmente, como terapia del CCR en adultos tras haber recibido otro tratamiento previo.
- Junto a ipilimumab, como terapia inicial en pacientes adultos con CCR avanzado de riesgo intermedio/alto.

Linfoma de Hodgkin

- Individualmente, como terapia de pacientes adultos con linfoma de Hodgkin clásico (LHc) en recaída o refractario tras un trasplante autólogo de progenitores hematopoyéticos (TAPH) y de tratamiento con brentuximab vedotina (Bv).

Cáncer de Células Escamosas de Cabeza y Cuello

- Individualmente, como terapia de pacientes adultos con cáncer de células escamosas de cabeza y cuello (CCECC) recurrente o con metástasis, después de progresión a terapia previa con quimioterapia con platino.

Carcinoma Urotelial

- Individualmente, como terapia de pacientes adultos con carcinoma urotelial inoperable localmente avanzado o con metástasis tras progresión a terapia previa basada en platinos.

PEMBROLIZUMAB

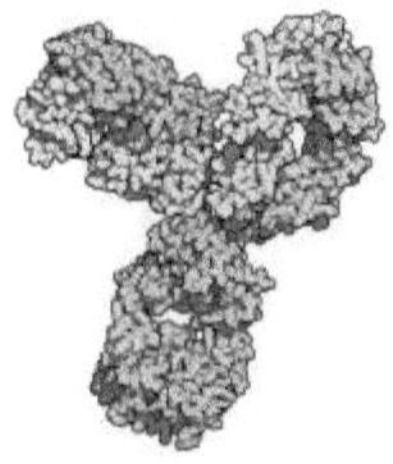

Pembrolizumab es un anticuerpo monoclonal humanizado igG4/isotipo kappa altamente selectivo con una secuencia estabilizadora Ser228Pro mutación en fragmento de región cristalizable (Fc). Tiene una alta afinidad contra el receptor PD-1, ejerciendo un bloqueo de doble ligando de la vía PD-1 (incluidos PD-L1 y PD-L2) en las APC. Pembrolizumab consigue la reactivación de los linfocitos T citotóxicos específicos de tumor en el microambiente tumoral y consigue la reactivación de la inmunidad antitumoral (17).

En la actualidad, pembrolizumab está indicado en España para (18):

Melanoma

- Individualmente, como terapia del melanoma avanzado (inoperable o con metástasis) en adultos.
- Individualmente, como terapia adyuvante en adultos con melanoma en estadio III con los ganglios afectos que hayan recibido una cirugía completa.

Cáncer de Pulmón

- En monoterapia, como terapia inicial del CPNM con metástasis en adultos con tumores que manifiesten PD-L1 con un porcentaje de marcador tumoral (TPS) ≥50% con el receptor del factor de crecimiento epidérmico (EGFR) o el receptor tirosina quinasa del linfoma anaplásico (ALK) nativos.
- Junto a pemetrexed y quimioterapia con platinos, como terapia inicial del CPNM no escamoso con metástasis en adultos con tumores de EGFR o ALK nativos.
- Junto a carboplatino y paclitaxel o nab-paclitaxel, como terapia inicial del CPNM escamoso con metástasis en adultos.
- Individualmente, como terapia en el CPNM localmente avanzado o con metástasis en adultos con tumores que manifiesten PD-L1 con una TPS ≥1% y tratados previamente con mínimo una línea de quimioterapia. Los pacientes con EGFR o ALK mutados tienes que haber sido tratados también con terapia dirigida previa a pembrolizumab.

Linfoma de Hodgkin

- Individualmente, como terapia de pacientes adultos con LHc en recaída o refractario, no respondedores a un TAPH y a BV, o que no optan a trasplante y no respondedores a BV.

Carcinoma Urotelial

- Individualmente, como terapia del carcinoma urotelial localmente avanzado o con metástasis en adultos tratados anteriormente con quimioterapia con platinos.

- Individualmente, como terapia del carcinoma urotelial localmente avanzado o con metástasis en adultos que no optan a quimioterapia con cisplatino y con tumores que manifiesten PD-L1 con una puntuación positiva combinada ≥ 10.

Cáncer de Células Escamosas de Cabeza y Cuello

- Individualmente, como terapia del CCECC recurrente o con metástasis en adultos con tumores que manifiesten PD-L1 con una TPS ≥ 50% y que hayan progresado durante o tras de quimioterapia con platino.

Carcinoma de Células Renales avanzado

- Junto a axitinib, como terapia inicial del CCR en adultos.

ATEZOLIZUMAB

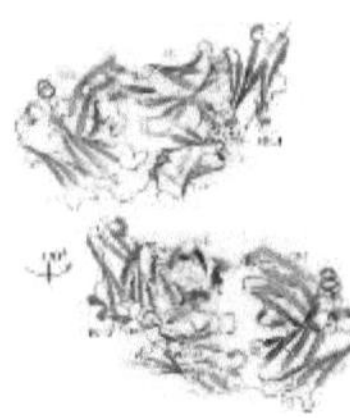

Atezolizumab es un anticuerpo monoclonal humanizado de tipo inmunoglobulina G1 diseñado para unirse selectivamente a PD-L1 y evitar su interacción con PD-1 y B7-1, mientras que no influye en la interacción entre PD-L2 y PD-1, manteniendo de esta manera a homeostasis inmune (19,20).

En la actualidad, atezolizumab está indicado en España para (21):

Carcinoma Urotelial

- Individualmente, como terapia de pacientes adultos con carcinoma urotelial localmente avanzado o con metástasis tras recibir quimioterapia con platinos o en aquellos pacientes que no son candidatos para terapia con cisplatino y con tumores que manifiesten PD-L1 > 5%.

Cáncer de Pulmón

- Junto a bevacizumab, paclitaxel y carboplatino, como terapia inicial de CPNM no escamoso con metástasis en pacientes adultos. En pacientes con EGFR o ALK mutados, junto a bevacizumab, paclitaxel y carboplatino se autoriza únicamente después de haber fallado las terapias dirigidas.

- Individualmente, como terapia de pacientes adultos con CPNM localmente avanzado o con metástasis tras tratamiento con quimioterapia. Los pacientes con EGFR o ALK mutados tienen que haber recibido terapia dirigida previamente al tratamiento con atezolizumab.
- Junto a con nab-paclitaxel y carboplatino, como terapia inicial de CPNM no escamoso con metástasis en pacientes adultos EGFR o ALK nativos.
- Junto a con carboplatino y etopósido, se autoriza como terapia inicial del CPNM en estadio extendido en pacientes adultos.

DURVALUMAB

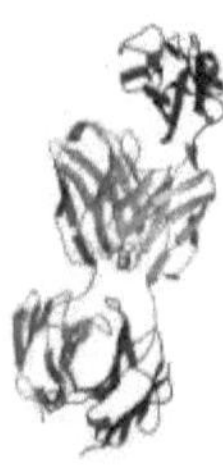

Durvalumab es un anticuerpo monoclonal humanizado tipo IgG1/kappa selectiva de alta afinidad que bloquea la interacción de PD-L1 con PD-1 y CD80 (B7-1), permitiendo que las células T reconozcan y eliminen las células tumorales (22).

En la actualidad, durvalumab está indicado en España para (23):

- En monoterapia, en adultos para el tratamiento del CPNM localmente avanzado, inoperable, cuyos tumores manifiesten PD-L1≥ 1% en las células tumorales y que no hayan progresado tras quimiorradioterapia con platinos.

AVELUMAB

Avelumab es un anticuerpo anti-PD-L1 de IgG1 humana. Además del bloqueo de la unión entre PD-L1 y su receptor PD-1, a diferencia de otros anticuerpos anti-PD1 o anti-PD-L1 aprobados, avelumab tiene una región Fc IgG1 que permite que avelumab interactúe con las células NK e induzca citotoxicidad mediada por células dependientes de antígeno de manera in vitro (24).

En la actualidad, avelumab está indicado en España para (25):

Carcinoma de Células de Merkel

- Individualmente, como terapia de los pacientes adultos con carcinoma de células de Merkel metastásico.
- Junto a con axitinib como terapia inicial de los pacientes adultos con CCR avanzado.

EDAD Y CÁNCER

Con el envejecimiento, la incidencia y prevalencia del cáncer se incrementan, lo que sugiere una relación entre envejecimiento y cáncer. A lo largo de la vida, se acumulan daños por el ataque de radicales libres, virus y carcinógenos que causan mutaciones puntuales que favorecen el desarrollo de cáncer. No solo se activan los oncogenes, sino que moléculas como p53 pueden ser alterados y se vuelven menos eficientes para eliminar células dañadas. Con el envejecimiento se producen alteraciones en la respuesta inmune.

Sin embargo, la contribución de la inmunosenescencia para el desarrollo, progresión y tratamiento del cáncer en sujetos de edad avanzada no está claro (26).

INMUNOSENESCENCIA Y SU PAPEL EN TUMOROGÉNESIS

El decline del sistema inmunitario relacionado con la edad ha sido denominado inmunosenescencia. Mencionar que, la inmunosenescencia puede asociarse con una mayor propensión a reaccionar frente a los antígenos propios (autoinmunidad), una capacidad reducida del huésped para defenderse de microbios y cáncer (inmunodeficiencia), y una desregulación entre los diferentes componentes del sistema inmune (27).

La senescencia celular está asociada con modificaciones de la estructura de la cromatina, pérdida de respuesta a factores de crecimiento, acumulación de daño en el ADN, activación de oncogenes, modificaciones metabólicas y disfunciones mitocondriales. Al contrario que las células inactivas, las células senescentes mantienen cierta actividad y secretan factores a su entorno que modulan las vías de señalización en células vecinas, lo que está asociado con inflamación y tumores malignos. La senescencia también induce inflamación crónica debido a la secreción de varias citocinas proinflamatorias (interleucina-1b, interleucina-18 y factor de necrosis tumoral-α). Esta inflamación crónica es responsable del daño asociado a enfermedades relacionadas con la edad (cardiovascular, cáncer y demencia) (28). En la tabla 1 aparecen algunas de las alteraciones presentes en el sistema inmune de los ancianos.

Tabla 1. Alteraciones del sistema inmune con la edad que pueden favorecer el desarrollo de tumores.

Immune costimulation by dendritic cells for efficient antitumor activation of T cells is altered: B7.1, B7.2, OX40, CD27, CD30, CD40, 4-IBB.
TLR signaling is defective for the innate immune system
Networks of immune suppression in the elderly
Increased Tregs
Increased MDSC
Increased IDO production
B7 family molecules (B7-H1)
T cells
Naive and CTL cells with contracted repertoire and activity
Altered Th2–Th1 balance
Cytokines: increased IL-10, TGF-β, IL-6
Low-grade inflammation

INMUNOTERAPIA Y EDAD

La actividad clínica de los ICIs no ha sido investigada exclusivamente en ancianos. Como ya se ha dicho, el envejecimiento se asocia a unos cambios en el sistema inmune que podrían alterar el patrón de respuesta a la inmunoterapia. Los datos disponibles hasta ahora parecen mostrar que los efectos de la inmunoterapia no varían entre los diferentes grupos de edad (29).

EFICACIA DE LA INMUNOTERAPIA Y EDAD

Elias et al (30), realizaron un metaanálisis para evaluar la eficacia de los ICIs basada en la edad, jóvenes frente a mayores de 65 años. Tras incluir 9 ensayos clínicos que incluían curvas de supervivencia según edad, concluyeron que la eficacia de los ICIs no era diferente entre los dos grupos de edad. Sin embargo, en otros trabajos sí que se han encontrado ligeras diferencias; Zhang et al (31), realizaron una revisión del tratamiento con ICIs en CPNM escamoso y no escamoso, concluyendo que los ICIs tienen la capacidad de prolongar significativamente la supervivencia global (SG), ya sea en brazo de jóvenes o en el de mayores, pero la magnitud de este beneficio clínico se asocia en parte a la edad. El análisis reveló que los pacientes mayores obtuvieron beneficios similares a los pacientes más jóvenes cuando son tratados con ICI, pero hay un claro beneficio en SG para el tratamiento con ICIs en el brazo más joven (<65 años) respecto al brazo más viejo (≥65 años). Por otro lado, concluyeron de forma estadísticamente significativa que los pacientes mayores no obtuvieron beneficios tras el tratamiento con ICIs cuando el límite del subgrupo se fija en 75 años.

Nishijima et al (27), realizaron un metaanálisis en el que incluyeron fármacos anti-PD1 y anti-CTLA4, al igual que otros trabajos previos, mostraron que la terapia con ICIs mejora de forma importante la SG si se compara con los controles tanto en los pacientes más jóvenes como en los más mayores, usando un límite de edad de 65 a 70 años para separar los pacientes en los dos grupos. Sin embargo, no se logró mejoría en supervivencia en los pacientes que superaban 75 años tratados con anti-PD1. Asocian este hallazgo a una posible interacción entre la inmunosenescencia y los efectos del fármaco, o a una posible falta de poder estadístico para mostrar una diferencia significativa.

SEGURIDAD DE LA INMUNOTERAPIA Y EDAD

En cuanto a la seguridad, existe cierta controversia, pero los datos disponibles parecen indicar una incidencia de efectos adversos (EAs) similar entre adultos jóvenes y adultos mayores.

Corbaux et al (32), realizaron un estudio multicéntrico retrospectivo que incluyeron pacientes que habían recibido tratamiento con ICIs, en el que la incidencia de EAs inmunorrelacionados fue utilizada como variable secundaria del estudio. Para calcular la influencia de la edad, usaron el límite de 70 años. Encontraron que la tasa de EAs inmunorrelacionados no fue significativamente diferente entre pacientes mayores y pacientes jóvenes, con la aparición en 15 (71%) y 35 (60%) pacientes (p=0,52) tratados con inhibidores de CTLA-4, y en, 59 (46%) y 98 (43%) pacientes (p =0,66) tratados con inhibidores de PD-L1. Se observaron los mismos resultados cuando solo se consideraron los EAs de grado 3, que aparecieron en 4 (19%) pacientes mayores y 16 (28%) pacientes más jóvenes tratados con inhibidores de CTLA-4 (P= 0,64), y en 12 (9%) pacientes mayores y 17 (7%) pacientes más jóvenes tratados con inhibidores de la PD-L1 (P=0,55).

Por otro lado, Singh et al (33), realizaron un análisis combinado de ensayos clínicos para el CCR, melanoma y CPNM. Encontraron que la frecuencia de EAs de grado 3–5 fueron similares en pacientes menores y mayores de 65 años (58% vs 63%, respectivamente). Sin embargo, en el subgrupo de pacientes ≥70 años, la frecuencia de EAs de grado 3-5 fue mayor (72%). Los pacientes de edad ≥70 años también tuvieron una tasa más alta de suspensión del nivolumab (19,8%) que pacientes menores de 65 años (14,4%) así como tasas más altas de eventos adversos que requirieron de medicamentos inmunomoduladores (51,9% frente a 41,5%).

OBJETIVOS

Objetivo principal:

- Evaluar la efectividad de los ICIs en adultos mayores de 65 años.

Objetivos secundarios:

- Evaluar la seguridad de los ICIs en adultos mayores de 65 años.
- Comparar resultados de efectividad y seguridad de los ICIs en mayores de 65 años respecto a los resultados de los ensayos clínicos de aprobación del fármaco y de los estudios poscomercialización.

MÉTODOS

Estudio observacional retrospectivo unicéntrico. Criterios de inclusión: Pacientes mayores de 65 años tratados con ICIs en un periodo de 3 años. Criterios de exclusión: Tratamiento mediante uso compasivo.

Los datos fueron obtenidos de la historia clínica tanto manual como informatizada (Selene®_version_5.3.3) y prescripción electrónica (Farmis_Oncofarm®_version_12.220).

Se recogieron variables sociodemográficas y características asociadas a la enfermedad (sexo, edad, estado funcional según la escala del Eastern Cooperative Oncology Group (ECOG), diagnóstico, estadio de la enfermedad, histología, y líneas previas).

El variable principal de efectividad fue la tasa de respuesta objetiva (TRO) y SG. Las variables secundarias incluyeron: mejor respuesta según el método Response Evaluation Criteria In Solid Tumors 1.1 y la supervivencia libre de progresión (SLP). La TRO fue definida como el porcentaje de pacientes que lograron como mejor respuesta una respuesta parcial o respuesta completa. La respuesta tumoral fue evaluada siguiendo la normativa del centro hospitalario realizando pruebas de imagen cada tres meses. La SG fue calculada como tiempo desde el inicio del tratamiento hasta muerte o fin de seguimiento. La SLP fue definida como el tiempo desde el inicio del tratamiento con inmunoterapia y la primera progresión documentada, muerte o fin de seguimiento.

La seguridad fue evaluada mediante el seguimiento de EAs, se realizó una clasificación según su gravedad basado en los criterios Common Terminology Criteria of Adverse Events versión 5 así como los retrasos en el tratamiento.

El análisis de datos se realizó con el software estadístico SPSS Statistics 20.0. Para las variables clínicas y demográficas de la población de estudio, las variables continuas se expresaron mediante la media y rango o mediante la mediana y rango. Las variables cualitativas se presentaron como frecuencias absolutas y relativas. El análisis de supervivencia se realizó mediante el método de Kaplan-Meier

RESULTADOS

62 pacientes cumplieron los criterios de inclusión. Tenían una mediana de edad de 70 años. Las características demográficas y de la enfermedad aparecen en la tabla 2.

Tabla 2. Características demográficas y de la enfermedad.

Característica	Nº de pacientes (%)
Sexo	
Hombre	56 (90,32%)
Mujer	6 (9,68%)
ECOG	
0	8 (12,9%)
1	46 (74,2%)
2	8 (12,9%)
Diagnóstico	
CPNM Escamoso	24 (38,7%)
CPNM No Escamoso	21 (33,9%)
Carcinoma Urotelial	8 (12,9%)
CCECC	6 (9,7%)
Melanoma	3 (4,8%)
Fármaco	
Nivolumab	39 (62,9%)
Pembrolizumab	14 (22,6%)
Atezolizumab	7 (11,3%)
Durvalumab	2 (3,2%)
Línea	
Primera	9 (14,5%)
Segunda	37 (59,7%)
Tercera o posterior	16 (25,8%)

CPNM: Cáncer de pulmón, CCECC: Cáncer de células escamosas de cabeza y cuello.

En la tabla 3 se muestra el número de pacientes que recibió cada fármaco, su diagnóstico y en qué línea fue utilizado.

Tabla 3. Número de pacientes con cada fármaco según diagnóstico y línea.

	Línea		
	Primera	***Segunda***	***Tercera o Posterior***
CARCINOMA UROTELIAL			
Atezolizumab		4	3
Pembrolizumab			1
CCECC			
Nivolumab		3	3
CPNM ESCAMOSO			
Nivolumab		16	5
Pembrolizumab	2	1	
MELANOMA			
Pembrolizumab	2	1	
CPNM NO ESCAMOSO			
Durvalumab	2		
Nivolumab		8	4
Pembrolizumab	3	4	

CPNM: Cáncer de pulmón, CCECC: Cáncer de células escamosas de cabeza y cuello.

Nivolumab

Nivolumab fue utilizado a dosis de 3mg/kg cada dos semanas en CPNM escamoso, CPNM no escamoso y CCECC, siempre en segunda línea o posterior. Los pacientes recibieron una mediana de 5 (1-63) ciclos de tratamiento. La TRO global fue del 23,08%, con 8 respuestas parciales y una respuesta completa como mejor respuesta. Al desglosar por diagnóstico, la TRO fue de 0 para CCECC, donde 5 pacientes progresaron y 1 obtuvo enfermedad estable como mejor respuesta. TRO 23,80% para CPNM escamoso con 4 respuestas parciales y 1 respuesta completa como mejor respuesta, mientras que 4 pacientes obtuvieron enfermedad estable y 12 pacientes progresaron. TRO 33,33% para CPNM no escamoso con 4 respuestas parciales como mejor respuesta, 7 pacientes progresaron y 1 fue no evaluable.

Las medianas de SLP para los diferentes diagnósticos fueron de; 3,32 meses para CCECC, 4,07 (IC95% 0-8,45) meses para CPNM escamoso, y, 3,68 (IC95% 0-7,55) meses para CPNM no escamoso. Siendo la mediana de SLP para el conjunto de diagnósticos de 3,68 (IC95% 1,43-5,93) meses. Respecto a la mediana de SG fue de: 4 (IC95% 0-8,29) meses para CCECC, 13,01 (IC95% 7,26-18,76) para CPNM escamoso, y, 19,52 (IC95% 3,58-35,45) meses para CPNM no escamoso. Siendo la mediana de SG para el conjunto de diagnósticos de 13,01 (IC95% 6,39-19,63) meses. Las curvas de supervivencia de Kaplan-Meier se reflejan en la figura 3.

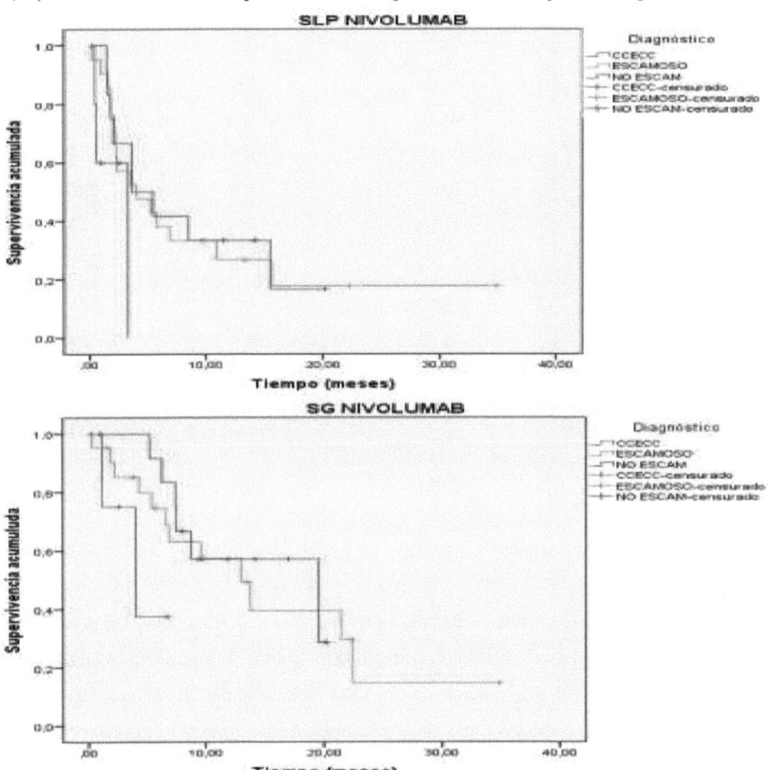

Figura 3. Curvas de supervivencia de Kaplan-Meier para Nivolumab.

En cuanto a la seguridad, 29 (74,36%) sufrieron algún tipo de reacción adversa de los cuales 9 (23,1%) fueron grado 3-4. 24 (61,54%) pacientes sufrieron uno o más retrasos en el tratamiento. En la tabla 4 se muestra la toxicidad desarrollada y el grado de la misma.

Tabla 4. Reacciones adversas de Nivolumab

Toxicidad	Grado y % De Pacientes		
	Grado 1	Grado 2	Grado 3-4
Toxicidad Renal	5,1%	-	-
Toxicidad Hepática	5,1%	5,1%	-
Toxicidad Cardiaca	2,6%	-	-
Mucositis	2,6%	-	-
Toxicidad hematológica	2,6%	5,1%	5,1%
Desarrollo de Infección	28,2%	7,7%	
Toxicidad Pulmonar	5,1%	2,6%	-
Toxicidad Tiroidea	10,3%	2,6%	-
Astenia	20,5%	10,3%	15,4%
Toxicidad Digestiva	2,6%	2,6%	2,6%
Estreñimiento	10,3%	5,1%	-
Diarrea	5,1%	7,7%	-
Toxicidad Cutánea	15,4%	-	-
Náuseas/Vómitos	-	2,6%	-
Neuropatía	2,6%	-	2,6%
Dolor musculoesquelético	12,8%	2,6%	-
Artritis	2,6%	2,6%	2,6%

Pembrolizumab

Pembrolizumab fue utilizado a dosis de 2mg/kg o dosis fijas de 200mg cada 21 días en Cáncer Urotelial, CPNM escamoso, CPNM no escamoso y melanoma. Los pacientes recibieron una mediana de 9 (1-21) ciclos de tratamiento. La TRO global fue del 26,7%, con 3 respuestas parciales y 1 respuesta completa como mejor respuesta. Al desglosar por diagnóstico, la TRO fue de 0 para cáncer urotelial, donde el único paciente progresó como mejor respuesta en la primera prueba de imagen de evaluación. TRO 66,66% para CPNM escamoso con 2 respuestas parciales como mejor respuesta, mientras que 1 paciente no fue evaluable. TRO 14,29 % para CPNM no escamoso con 1 respuesta parcial como mejor respuesta, 3 pacientes progresaron y

3 mantuvieron enfermedad estable. TRO 33,33% para melanoma con 1 respuesta completa, 2 pacientes progresaron.

Las medianas de SLP por diagnóstico no pudieron ser obtenidas ya que el tamaño muestral era escaso en ambos grupos, mientras que la mediana de SLP global fue de 6,28 meses. Las medianas de SG por diagnóstico no pudieron ya que el tamaño muestral era escaso en ambos grupos, mientras que la mediana de SG global fue de 17,25 (IC95% 3,73-30,76) meses. Las curvas de supervivencia de Kaplan-Meier se reflejan en la figura 4.

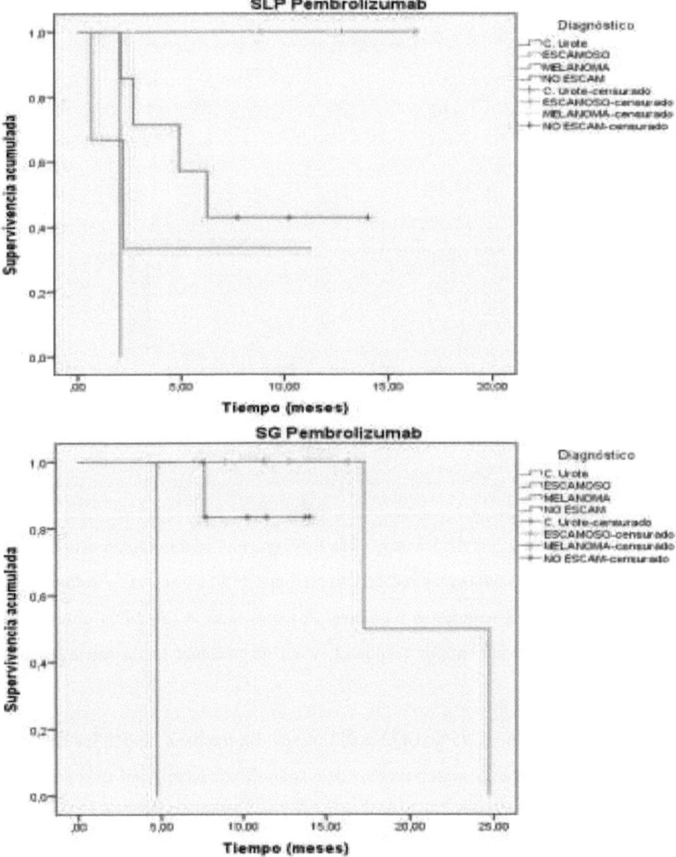

Figura 4. Curvas de supervivencia de Kaplan Meier para Pembrolizumab.

En cuanto a la seguridad, 10 (66,66%) sufrieron algún tipo de reacción adversa. 5 (33,33%) pacientes sufrieron uno o más retrasos en el tratamiento. En la tabla 5 se muestra la toxicidad desarrollada y el grado de la misma.

Tabla 5. Reacciones adversas Pembrolizumab.

Toxicidad	Grado y % De Pacientes	
	Grado 1	Grado 2	Grado 3-4
Toxicidad Renal	-	6,7%	-
Toxicidad Hepática	6,7%	-	-
Desarrollo de Infección	20%	6,7%	-
Toxicidad Pulmonar	13,3%	-	-
Toxicidad Tiroidea	-	6,7%	-
Astenia	40%	13,3%	-
Toxicidad Digestiva	6,7%	-	-
Estreñimiento	13,3%	-	-
Diarrea	13,3%	-	-
Toxicidad Cutánea	40%	-	-
Náuseas/Vómitos	6,7%	-	-
Neuropatía	6,7%	-	-
Dolor musculoesquelético	6,7%	13,3%	-

Atezolizumab

Atezolizumab se utilizó a dosis fijas de 1200mg cada tres semanas en carcinoma urotelial en segunda línea o posterior. Los pacientes recibieron una mediana de 1 (1-7) ciclo de tratamiento. La TRO fue del 28,57%, con 2 respuestas parciales. Por otro lado, 4 (57,14%) obtuvieron progresión de la enfermedad como mejor respuesta, y en un paciente la respuesta no fue evaluable.

La mediana de SLP fue de 2,76 (IC95% 0,472-5,05) meses. La mediana de SG fue de 3,22 (IC95% 0-6,50) meses. Las curvas de supervivencia de Kaplan-Meier se reflejan en la figura 5.

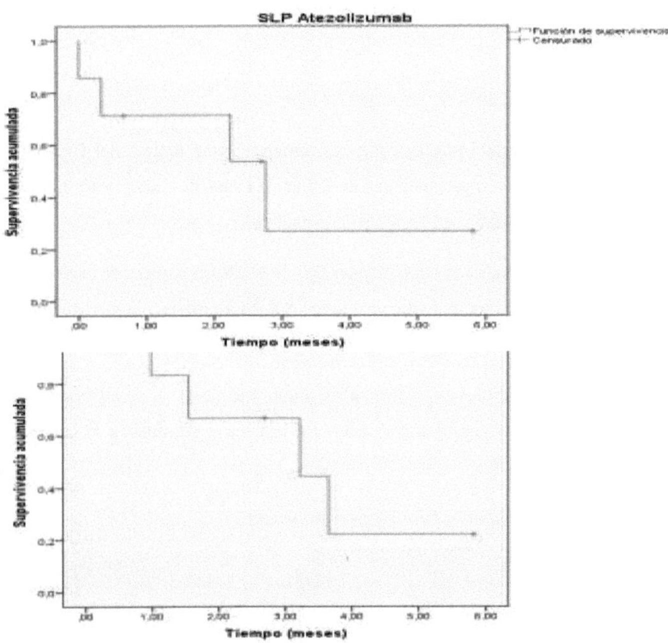

Figura 5. Curvas de supervivencia de Kaplan-Meier para Atezolizumab.

En cuanto a la seguridad, 4 (57,14%) pacientes sufrieron algún tipo de reacción adversa. 3 (42,9%) sufrieron toxicidad grado 3-4. 3 (42,86%) pacientes sufrieron uno o más retrasos en el tratamiento. En la tabla 6 se muestra la toxicidad desarrollada y el grado de la misma.

Tabla 6. Toxicidad Atezolizumab

Toxicidad	Grado y % De Pacientes		
	Grado 1	Grado 2	Grado 3-4
Toxicidad hematológica	14,3%	-	-
Desarrollo de Infección	14,3%	-	-
Toxicidad Tiroidea	28,6%	-	-
Astenia	28,6%	-	28,6%
Toxicidad Digestiva	14,3%	-	-
Estreñimiento	14,3%	-	-
Diarrea	28,6%	-	-
Toxicidad Cutánea	14,3%	-	-
Náuseas/Vómitos	14,3%	-	-
Neuropatía	-	-	14,3%
Dolor musculoesquelético	14,3%	14,3%	14,3%

Durvalumab

Durvalumab se utilizó a dosis de 10mg/kg cada dos semanas como terapia del CPNM no escamoso. Los pacientes recibieron una mediana de 2,5 (2-3) ciclos de tratamiento. La TRO fue del 50%, con 1 respuesta parcial y un paciente no evaluable.

Las medianas de SLP y SG no pudieron ser obtenidas debido al escaso número de pacientes, y al poco tiempo desde el inicio del tratamiento, ya que tras 8,9 y 1,15 meses ninguno de los dos pacientes había progresado.

En cuanto a la seguridad, uno de los pacientes sufrió algún tipo de reacción adversa, y ese mismo paciente sufrió un retraso en el tratamiento. En la tabla 7 se muestra la toxicidad desarrollada y el grado de la misma.

Tabla 7. Toxicidad Durvalumab

Toxicidad	Grado y % De Pacientes		
	Grado 1	Grado 2	Grado 3-4
Neuropatía	-	-	50%
Dolor musculoesquelético	-	50%	-

DISCUSIÓN

Durante el periodo de estudio, tras excluir pacientes tratados mediante un programa de uso compasivo, 169 pacientes se trataron con inmunoterapia, por lo que los mayores de 65 años representaron un 36,69% de los pacientes tratados ICIs. En otros estudios, el porcentaje de pacientes que superaban los 65 años han sido similares a los encontrados en nuestra población, rondando un 30%. Ben-Betzalel et al (34), llevaron a cabo un trabajo en pacientes diagnosticados de melanoma, tratados con inmunoterapia en un periodo de 5 años, donde los pacientes que superaban los 65 años representaban a un 28,8% de la población. Even et al (35), llevaron a cabo un trabajo en pacientes diagnosticados de CCECC y tratados con inmunoterapia durante 4 años, donde los pacientes de 70 años representaban un 29,65% de la población. Estos estudios son únicamente en una patología, pero el porcentaje de mayores nos ayuda a orientarnos en los porcentajes de mayores respecto a la población total tratada con ICIs.

En cuanto a nuestros resultados:

Nivolumab en el tratamiento de CCECC, la TRO fue de 0, se alcanzó una mediana de SLP de 3,32 meses, y una mediana de SG de 4 (IC95% 0-8,29) meses. En el ensayo pivotal de aprobación del fármaco CHECKMATE-141 (CA209141) (36), donde un 28,3% de los pacientes era mayor de 65 años, obtuvieron una TRO del 13,3%, una mediana de SLP de 2,04 meses y una mediana de SG de 7,72 meses. Saba et al (37), analizaron los resultados del subgrupo de pacientes que superaban los 65 años en el CHECKMATE-141, obtuvieron una TRO del 17,7%, una mediana de SLP de 2,1 meses y una mediana de SG de 6,9 meses. Nuestros resultados en término de SLP son superiores, sin embargo, son desfavorables en términos de TRO y SG respecto a los resultados tanto en población global como en el subgrupo de pacientes mayores de 65 años.

Nivolumab en CPNM escamoso, la TRO fue de 23,80%, se alcanzó una mediana de SLP de 4,07 (IC95% 0-8,45) meses, y una mediana de SG de 13,01 (IC95% 7,26-18,76) meses. En el ensayo pivotal de aprobación del fármaco CHECKMATE- 017 (38), donde un 41% de los pacientes era mayor de 65 años, obtuvieron una TRO del 20%, una mediana de SLP 3,5 meses de y una mediana de SG de 9,2 meses. Un estudio italiano de nivolumab en ancianos en el tratamiento de CPNM escamoso (39) obtuvo los siguientes resultados en pacientes entre 65-75 años y mayores de 75 años, TRO 18% y 19% respectivamente, una mediana de SG de 8 y 5,8 meses respectivamente . Nuestros resultados son superiores tanto en TRO como en SLP y SG a los resultados del estudio pivotal y a los resultados logrados en el subgrupo de pacientes ancianos.

Nivolumab en CPNM no escamoso, la TRO fue del 33,33%, se alcanzó una mediana de SLP de 3,68 (IC95% 0-7,55) meses, y una mediana de SG de 19,52 (IC95% 3,58-35,45). En el ensayo pivotal de aprobación del fármaco CHECKMATE -057 (40), donde un 20% de los pacientes era mayor de 75 años, obtuvieron una TRO del 19% una mediana de SLP 2,3 meses y una mediana de SG de 12,2 meses. Watanabe et al (41), realizaron un trabajo retrospectivo incluyendo a pacientes mayores o con un ECOG pobre. En el grupo de pacientes mayores, todos diagnosticados de CPNM no escamoso, se obtuvo una TRO del 40% y una mediana de SLP de 2,7 meses. Se observa que los resultados son dispares según el trabajo, aunque con una tendencia a mejores resultados en los grupos de pacientes mayores. En nuestro trabajo obtenemos mejores resultados en términos de TRO, SLP y SG que en el ensayo pivotal, aunque los resultados en términos de TRO son más elevados en el trabajo de Watanabe et al.

Respecto a la seguridad de nivolumab, un 74% de los pacientes sufrieron algún tipo de toxicidad, con un 23,1% de toxicidad grado 3-4, y un 65,4% sufrieron algún retraso en el tratamiento. Destaca la presencia de astenia en un 46,2% de los pacientes. Van Holstein et al (42), realizaron un trabajo para evaluar las eficacia y seguridad de los ICIs en pacientes mayores. Se obtuvo que para nivolumab utilizado en todas las edades, entre un 58-85% de los pacientes de todas las edades sufrieron algún efecto adverso, de los cuales entre un 7-20% fueron toxicidades grado 3-4, dependiendo de la localización del tumor. La FDA realizó un análisis (33) de los EAs de nivolumab en pacientes ancianos incluidos en varios ensayos clínicos fase 3, un 95,2% de los pacientes sufrieron toxicidad grado 1-2, un 62,6% sufrió algún efecto adverso grado 3 o superior, y un 17,1% sufrió algún retraso en el tratamiento. Las cifras son variables entre los diferentes estudios, tanto en presencia de EAs leves, como de aquellos más graves. Nuestras cifras se ajustan bastante a las obtenidas en el trabajo de Van Holstein. Destacar la gran cantidad de retrasos en el tratamiento sufridos en nuestro trabajo respecto a la recogida por la FDA, aunque nuestro porcentaje de toxicidad grado 3-4 es menor, esto puede ser debido a que en el análisis de la FDA los pacientes están incluidos en ensayos clínicos, con una mayor monitorización, mientras que en nuestro caso es tratamiento de pacientes en vida real.

Pembrolizumab en el tratamiento del cáncer urotelial; únicamente fue incluido un paciente que progresó a los tres meses de iniciar el tratamiento. En el ensayo pivotal de aprobación del fármaco KEYNOTE-045 (43), con un 58% de pacientes mayores de 65 años, la TRO obtenida fue del 21,1%, la mediana de SLP fue de 2,1 meses y la mediana de SG fue de 10,3 meses. En un análisis de subgrupos según edad, la SG no fue estadísticamente significante, con una HR 0,75 (IC95% 0,53–1,05) en pacientes menores de 65 años y 0,76 (IC95% 0,56–1,02) en mayores de 65 años (44). Con un solo paciente no podemos comparar nuestros resultados al resto de trabajos, que no muestran diferencias entre pacientes mayores y pacientes más jóvenes.

Pembrolizumab en CPNM escamoso, TRO 66,66%. En el ensayo pivotal de aprobación del fármaco KEYNOTE-010 para ambas histologías (18), con un 42% de pacientes mayores de 65 años, obtuvieron una TRO del 20%, una mediana de SLP de 3,9 (IC95% 3,1-4,1), y una mediana de SG de 10,4 (IC95% 9,5-11,9). Imai et al (45), en su trabajo evaluaron la eficacia y seguridad de pembrolizumab en pacientes que superaban los 75 años con CPNM. En el subgrupo de CPNM escamoso obtuvieron una mediana de SLP de 6,9 meses, y no se alcanzó la mediana de SG. Nuestros resultados en términos de TRO son superiores a los del ensayo pivotal, y la mediana de SLP en el trabajo japonés también fue superior a la del ensayo pivotal.

Pembrolizumab en CPNM no escamoso, TRO 14,29%. Los resultados del ensayo pivotal de aprobación del fármaco se muestran arriba, ya que es para ambas histologías. En el trabajo de Imai et al (45), en el subgrupo de CPNM no escamoso obtuvieron una mediana de SLP de 9,1 meses, y no se alcanzó la mediana de SG. En este caso nuestra TRO fue menor a la del ensayo pivotal, pero se debe tener en cuenta que este incluye las dos histologías del tumor, y en este caso y la mediana de SLP en el trabajo japonés también fue superior a la del ensayo pivotal.

Pembrolizumab en melanoma, TRO 33,33%. Los resultados del ensayo pivotal de aprobación del fármaco KEYNOTE-006 (18), con un 44% de mayores de 65 años, mostraron una TRO del 36%, una mediana de SLP de 4,1 (IC95% 2,9-7,2) meses, y una mediana de SG no alcanzada. Dutriaux et al (46), realizaron un trabajo para comparar los resultados de pembrolizumab en melanoma entre pacientes que superaban los 80 años y menores de 45 años. En el grupo que superaban los 80 años encontraron una mediana de SLP de 5,02 (IC95% 2.75-7.54) meses, y una mediana de SG de 15,44 (IC95%8.6 -19.2) meses. Nuestros resultados en términos de TRO fueron similares a los del ensayo pivotal. En el trabajo de Dutriaux et al, los resultados en pacientes mayores en términos de supervivencia fueron superiores al grupo de pacientes más jóvenes, aunque no de una forma significativa, sin embargo, no encontraron diferencias en TRO entre ambos grupos. La mediana de SLP también es mayor en los mayores del trabajo francés que los resultados del ensayo pivotal, lo que podría indicar cierto beneficio en pacientes mayores tratados con pembrolizumab en vida real.

Respecto a la seguridad de pembrolizumab, un 66,66% de los pacientes sufrieron algún tipo de toxicidad, con ningún caso de toxicidad grado 3-4, y un 33,3% sufrieron algún retraso en el tratamiento. Al igual que con nivolumab, destaca la presencia de astenia en un 53,3% de los pacientes. Van Holstein et al (42), realizaron un trabajo para evaluar la eficacia y seguridad de los ICIs en pacientes mayores. Se obtuvo que para pembrolizumab utilizado en todas las edades, entre un 57-80% de los pacientes de todas las edades sufrieron algún efecto adverso, de los cuales entre un 10-26% fueron toxicidades grado 3-4, dependiendo de la dosis utilizada. Las toxicidades más comúnmente observadas (> 10%) fueron astenia, erupción cutánea, prurito, diarrea, náuseas y artralgias, por lo que se observa un perfil de toxicidades muy similar al de nuestro trabajo. Por otro lado, no encontraron diferencias en toxicidad entre pacientes jóvenes y mayores. En otro trabajo (47), se realizó un análisis agrupado de varios ensayos clínicos para evaluar la seguridad y eficacia de pembrolizumab en CPNM. En comparación con la quimioterapia, los pacientes de edad avanzada tratados con pembrolizumab presentaron menos EAs relacionados con el tratamiento (68,5% frente a 94,3%), así como EAs de grado 3-5 (24,2% frente a 61%). La fatiga (17.4%), la disminución del apetito y el prurito (12.8% cada uno) fueron los EAs más comunes relacionados con el tratamiento con pembrolizumab en pacientes mayores. En este trabajo no hubo diferencias con los pacientes más jóvenes. Los porcentajes de EAs y la clase de los mismos fueron similares a los obtenidos en nuestro trabajo.

Atezolizumab en cáncer urotelial TRO 28,57%, mediana de SLP 2,76 (IC95% 0,472-5,048) meses y mediana de SG fue de 3,22 (IC95% 0-6,504) meses. En el ensayo pivotal de aprobación del fármaco IMvigor211 (GO29294) (21) obtuvieron una TRO del 13,4%, una mediana de SLP de 2,1 meses y una mediana de SG de 8 meses. Sternberg et al (48) realizaron un trabajo para evaluar el efecto del grado en el que se manifestaba PD-L1 y la edad en la eficacia de atezolizumab dentro del estudio prospectivo SAUL de atezolizumab en cáncer urotelial. En mayores de 65 años obtuvieron una TRO del 14% y una mediana de SG de 5 meses. Nuestros resultados son mayores en términos de TRO y SLP, pero inferiores en términos de SG. En este trabajo, un alto porcentaje de pacientes tratados con atezolizumab con cáncer urotelial han recibido más de dos tratamientos previos, mientras que en IMvigor211, los pacientes fueron tratados en segunda línea, lo que explicaría nuestros peores resultados. Por otro lado, observamos que los resultados entre el ensayo clínico pivotal y el trabajo de Sternberg son muy similares, esto es debido a que el cáncer urotelial suele ocurrir principalmente el pacientes mayores (44), y la mediana de edad en el estudio pivotal fue de 67 años, lo que puede explicar la menor diferencia entre el grupo exclusivo de ancianos y el ensayo de aprobación.

En cuanto a la seguridad de atezolizumab, un 57,2% pacientes sufrieron algún tipo de reacción adversa, con un 49,2% grado 3. El 42,86% de los pacientes sufrieron algún retraso en el tratamiento. La toxicidad más frecuente fue el desarrollo de astenia. En el estudio IMvigor211, un 75% de los pacientes sufrieron algún tipo de toxicidad, un 20% de grado 3-4. Un 6% de los pacientes tuvieron que discontinuar el tratamiento. En el estudio SAUL (48) un 13% de los pacientes mayores de 65 años sufrieron toxicidad grado 3. Podemos observar que el desarrollo de toxicidad grave es más frecuente en nuestra población, lo que también explica el mayor número de retrasos en el tratamiento. Esta mayor incidencia de toxicidad puede asociarse a que nuestros pacientes han recibido más líneas de tratamiento que en el ensayo pivotal.

Durvalumab en CPNM no escamoso, TRO del 50%, ya que en el otro paciente no se pudo evaluar la respuesta. Las medianas de supervivencia no pudieron ser obtenidas. En el ensayo pivotal de aprobación del fármaco PACIFIC (23), con un 45% de pacientes mayores de 65 años la mediana de SLP fue de 28,3 meses y la mediana de SG no fue alcanzada. Actualmente se encuentra en desarrollo el estudio DURATION (49), un ensayo clínico fase II para evaluar la eficacia y seguridad de durvalumab en pacientes frágiles y mayores. Aún faltan datos de este fármaco en pacientes mayores, pero los resultados del PACIFIC son prometedores.

En cuanto a la seguridad de durvalumab, un paciente sufrió reacciones adversas de grado 2 y grado 3, lo que le llevo a un retraso en el tratamiento. En el estudio PACIFIC, apareció toxicidad de cualquier causa en un 96,8% de los pacientes, siendo un 29,9% de grado 3, lo que llevo a un 15,4% de discontinuaciones. Los resultados de seguridad de durvalumab en ancianos se evaluarán en el estudio DURATION. Nuestros resultados no son comparables, ya que sólo se incluyeron dos pacientes mayores tratados con durvalumab, de los cuales uno sufrió toxicidad grave.

CONCLUSIÓNES

En nuestro trabajo se muestra que los ICIs son eficaces en el tratamiento de diferentes tipos de tumores en pacientes mayores de 65 años. Los resultados en términos de eficacia son variables según el trabajo consultado, sin mostrar nunca una diferencia clara entre pacientes ancianos y los ensayos pivotales, o entre pacientes ancianos y pacientes jóvenes. En algunos casos, los resultados obtenidos son superiores en los subgrupos de pacientes ancianos frente a los de toda la población. La presencia de EAs es variable según el estudio consultado, sin observarse diferencias claras entre los diferentes grupos de población.

Muchos de los trabajos que analizan la respuesta de pacientes mayores al tratamiento con ICIS son análisis de subgrupos de los ensayos clínicos de aprobación. Es necesario el diseño de estudios estandarizados, en los que se incluyan un número suficiente de pacientes ancianos para poder extrapolar conclusiones en vida real sobre los resultados de la inmunoterapia en el grupo de pacientes ancianos con cáncer.

FUTURAS LÍNEAS DE INVESTIGACIÓN, APLICACIONES PRÁCTICAS Y LIMITACIONES DEL ESTUDIO

Se necesitan más datos para entender la eficacia de los ICIs en adultos mayores, así como las posibles variaciones de tolerancia y toxicidad de los mismos. Se deben desarrollar estudios que incluyan una evaluación exhaustiva de los resultados para los adultos mayores, y los diferentes factores que puedan influir en su respuesta además de la edad biológica, como puede ser el estado funcional, la medicación concomitante o las diferentes comorbilidades del paciente mayor.

La valoración geriátrica y el uso de biomarcadores de envejecimiento e inmunosenescencia ayudarán a comprender completamente el impacto de las ICI en este subconjunto creciente de adultos diagnosticados con cáncer, y ayudará a ofrecer el mejor tratamiento posible a cada paciente.

Como limitación de este trabajo se encuentra el insuficiente número de pacientes en algunos fármacos y diagnósticos, lo que no ha permitido calcular algunas variables de eficacia como la SG o la SLP, dificultando la comparación de los datos.

BIBLIOGRAFÍA

1. Inogés S, Rodríguez Calvillo M, López Díaz de Cerio A, Zabalegui N, Melero I, Sánchez Ibarrola A, et al. Inmunoterapia activa en el tratamiento de neoplasias hematológicas. An Sist Sanit Navar [Internet]. 2004 [citado 26 de marzo de 2020]; 27(1). Disponible en: http://scielo.isciii.es/scielo.php?script=sci_arttext pid=S1137-66272004000100006&lng=en&nrm=iso&tlng=en

2. Malvicini M, Puchulo G, Matar P, Mazzolini G. Inmunoterapia del cáncer. Importancia de controlar la inmunosupresión. Medicina (Buenos Aires). 2010; 70: 565-570

3. Ginestal-López RC. Inmunoterapia en enfermedades neurológicas, presente y futuro. Farm Hosp. 2018; 42(6): 251-260.

4. Rajakulendran M, Tham EH, Soh JY, Van Bever H. Novel strategies in immunotherapy for allergic diseases. Asia Pac Allergy. 2018;8(2): 14.

5. Ponda P, Hirsch D. Antigen-based immunotherapy for autoimmune disease: current status. ImmunoTargets Ther. 2014;4: 1-11.

6. Ribas A, Wolchok JD. Cancer immunotherapy using checkpoint blockade. Science. 2018;359(6382): 1350-1355.

7. Barclay J, Creswell J. Inmunoterapia contral el cáncer y la ruta del punto de control PD-1/PD-L. Arch. Esp. Urol. 2018;71(4): 393-399

8. Zaidi N, Jaffee EM. Immunotherapy transforms cancer treatment. J Clin Invest. 2018;129(1): 46-47.

9. Bertrand A, Kostine M, Barnetche T, Truchetet M-E, Schaeverbeke T. Immune related adverse events associated with anti-CTLA-4 antibodies: systematic review and meta-analysis. BMC Med. 2015;13(1): 211.

10. Bhandaru M, Rotte A. Monoclonal Antibodies for the Treatment of Melanoma: Present and Future Strategies. En: Steinitz M, editor. Human Monoclonal Antibodies [Internet]. New York, NY: Springer New York; 2019 [citado 31 de marzo de 2020]: 83-108. (Methods in

Molecular Biology; vol. 1904). Disponible en: http://link.springer.com/10.1007/978-1-4939-8958-4_4

11. Alexander W. The Checkpoint Immunotherapy Revolution. P&T. 2016;41(3): 185-191.

12. Agencia Española de Medicamentos y Productos Sanitarios. Ficha técnica YERVOY [Internet]. [citado 1 de abril de 2020]. Disponible en: https://cima.aemps.es/cima/pdfs/ft/11698001/FT_11698001.pdf

13. Lee J-Y, Kim JW, Lim MC, Kim S, Kim HS, Choi CH, et al. A phase II study of neoadjuvant chemotherapy plus durvalumab and tremelimumab in advanced-stage ovarian cancer: a Korean Gynecologic Oncology Group Study (KGOG 3046), TRU-D. J Gynecol Oncol. 2019;30(6): 112.

14. Camacho LH, Antonia S, Sosman J, Kirkwood JM, Gajewski TF, Redman B, et al. Phase I/II Trial of Tremelimumab in Patients With Metastatic Melanoma. J Clin Oncol. 2009;27(7): 1075-1081.

12. Gong J, Chehrazi-Raffle A, Reddi S, Salgia R. Development of PD-1 and PD-L1 inhibitors as a form of cancer immunotherapy: a comprehensive review of registration trials and future considerations. J Immunother Cancer. 2018;6(1): 8.

16. Bi Y, Liu J, Furmanski B, Zhao H, Yu J, Osgood C, et al. Model-informed drug development approach supporting approval of the 4-week (Q4W) dosing schedule for nivolumab (Opdivo) across multiple indications: a regulatory perspective. Ann Oncol. 2019;30(4): 644-651.

17. Agencia Española de Medicamentos y Productos Sanitarios. Ficha técnica Opdivo [Internet]. [citado 2 de abril de 2020]. Disponible en: https://cima.aemps.es/cima/pdfs/ft/1151014001/FT_1151014001.pdf

18. Marret G, Borcoman E, Le Tourneau C. Pembrolizumab for the treatment of cervical cancer. Expert Opin Biol Ther. 2019;19(9): 871-877.

19. Agencia Española de Medicamentos y Productos Sanitarios. Ficha técnica Keytruda.[Internet]. [citado 2 de abril de 2020]. Disponible en: _https://cima.aemps.es/cima/pdfs/es/ft/1151024002/FT_1151024002.pdf

20. Rosenberg JE, Hoffman-Censits J, Powles T, van der Heijden MS, Balar AV, Necchi A, et al. Atezolizumab in patients with locally advanced and metastatic urothelial carcinoma who have progressed following treatment with platinum-based chemotherapy: a single-arm, multicentre, phase 2 trial. The Lancet. 2016; 387(10031): 1909-1920.

21. Mizugaki H, Yamamoto N, Murakami H, Kenmotsu H, Fujiwara Y, Ishida Y, et al. Phase I dose-finding study of monotherapy with atezolizumab, an engineered immunoglobulin monoclonal antibody targeting PD-L1, in Japanese patients with advanced solid tumors. Invest New Drugs. 2016;34(5): 596-603.

22. Agencia Española de Medicamentos y Productos Sanitarios. Ficha Técnica Tecentriq [Internet]. [citado 3 de abril de 2020]. Disponible en: https://cima.aemps.es/cima/pdfs/es/ft/1171220001/FT_1171220001.pdf

23. Massard C, Gordon MS, Sharma S, Rafii S, Wainberg ZA, Luke J, et al. Safety and Efficacy of Durvalumab (MEDI4736), an Anti-Programmed Cell Death Ligand-1 Immune Checkpoint Inhibitor, in Patients With Advanced Urothelial Bladder Cancer. J Clin Oncol Off J Am Soc Clin Oncol. 2016;34(26): 3119-3125.

24. Agencia Española de Medicamentos y Productos Sanitarios. Ficha Técnica Infimzi [Internet]. [citado 3 de abril de 2020]. Disponible en: https://cima.aemps.es/cima/pdfs/es/ft/1181322001/FT_1181322001.pdf

25. Xie H, Adjei AA. Avelumab: another active immune checkpoint inhibitor in non-small cell lung cancer. Transl Lung Cancer Res. 2017;6(1): 41-43.

26. Agencia Española de Medicamentos y Productos Sanitarios. Ficha Técnica Bavencio [Internet]. [citado 4 de abril de 2020]. Disponible en: https://cima.aemps.es/cima/pdfs/es/ft/1171214001/FT_1171214001.pdf

27. Fulop T, Kotb R, Fortin CF, Pawelec G, De Angelis F, Larbi A. Potential role of immunosenescence in cancer development: Immunosenescence and cancer. Ann N Y Acad Sci. 2010;1197(1): 158-165.

28. Nishijima TF, Muss HB, Shachar SS, Moschos SJ. Comparison of efficacy of immune checkpoint inhibitors (ICIs) between younger and older patients: A systematic review and meta-analysis. Cancer Treat Rev. 2016;45: 30-37.

29. Daste A, Domblides C, Gross-goupil M, Chakiba C, Quivy A, Cochin V, et al. Immune checkpoint inhibitors and elderly people: A review. Eur J Cancer. 2017;82: 155-166.

30. Elias R, Odejide O. Immunotherapy in Older Adults: A Checkpoint to Palliation? Am Soc Clin Oncol Educ Book. 2019;(39): 110-120.

31. Elias R, Giobbie-Hurder A, McCleary NJ, Ott P, Hodi FS, Rahma O. Efficacy of PD-1 & PD-L1 inhibitors in older adults: a meta-analysis. J Immunother Cancer. 2018;6(1): 26.

32. Zhang L, Sun L, Yu J, Shan F, Zhang K, Pang X, et al. Comparison of Immune Checkpoint Inhibitors between Older and Younger Patients with Advanced or Metastatic Lung Cancer: A Systematic Review and Meta-Analysis. BioMed Res Int. 2019: 1-13.

33. Corbaux P, Maillet D, Boespflug A, Locatelli-Sanchez M, Perier-Muzet M, Duruisseaux M, et al. Older and younger patients treated with immune checkpoint inhibitors have similar outcomes in real-life setting. Eur J Cancer. 2019;121: 192-201.

34. Singh H, Kim G, Maher VE, Beaver JA, Pai-Scherf LH, Balasubramaniam S, et al. FDA subset analysis of the safety of nivolumab in elderly patients with advanced cancers. J Clin Oncol. 2016; 34(15): 10010-10010.

35. Ben-Betzalel G, Steinberg-Silman Y, Stoff R, Asher N, Shapira-Frommer R, Schachter J, et al. Immunotherapy comes of age in octagenarian and nonagenarian metastatic melanoma patients. Eur J Cancer. 2019;108: 61-68.

36. Even C, Martin N, Borcoman E, Auperin A, Torossian N, Baste N, et al. Efficacy and safety of immune checkpoint inhibitors in elderly patients (≥70 years) with squamous cell carcinoma of the head and neck. J Clin Oncol. 2019;37(15): 6035-6035.

37. Ferris RL, Blumenschein G, Fayette J, Guigay J, Colevas AD, Licitra L, et al. Nivolumab for Recurrent Squamous-Cell Carcinoma of the Head and Neck. N Engl J Med. 2016; 375(19): 1856-1867.

38. Saba NF, Blumenschein G, Guigay J, Licitra L, Fayette J, Harrington KJ, et al. Nivolumab versus investigator's choice in patients with recurrent or metastatic squamous cell carcinoma of the head and neck: Efficacy and safety in CheckMate 141 by age. Oral Oncol. 2019;96: 7-14.

39. Brahmer J, Reckamp KL, Baas P, Crinò L, Eberhardt WEE, Poddubskaya E, et al. Nivolumab versus Docetaxel in Advanced Squamous-Cell Non–Small-Cell Lung Cancer. N Engl J Med. 2015;373(2): 123-135.

40. Grossi F, Crinò L, Logroscino A, Canova S, Delmonte A, Melotti B, et al. Use of nivolumab in elderly patients with advanced squamous non–small-cell lung cancer: results from the Italian cohort of an expanded access programme. Eur J Cancer. 2018;100: 126-134.

41. Borghaei H, Paz-Ares L, Horn L, Spigel DR, Steins M, Ready NE, et al. Nivolumab versus Docetaxel in Advanced Nonsquamous Non–Small-Cell Lung Cancer. N Engl J Med. 2015;373(17): 1627-1639.

42. Watanabe S, Goto Y, Motoi N, Goto K, Shiraishi H, Itahashi K, et al. P3.02c-097 Nivolumab in Elderly or Poor Performance Status Patients with Advanced Non-Small Cell Lung Cancer: Topic: IT Clinical. J Thorac Oncol. 2017;12(1): 1338-1339.

43. van Holstein Y, Kapiteijn E, Bastiaannet E, van den Bos F, Portielje J, de Glas NA. Efficacy and Adverse Events of Immunotherapy with Checkpoint Inhibitors in Older Patients with Cancer. Drugs Aging. 2019;36(10): 927-938.

44. Bellmunt J, de Wit R, Vaughn DJ, Fradet Y, Lee J-L, Fong L, et al. Pembrolizumab as Second-Line Therapy for Advanced Urothelial Carcinoma. N Engl J Med. 2017;376(11): 1015-1026.

45. Jodon G, Fischer MC, Kessler ER. Treatment of Urothelial Cancer in Elderly Patients: Focus on Immune Checkpoint Inhibitors. Drugs Aging. 2018; Jodon, G., Fischer, S. M., & Kessler, E. R. Treatment of Urothelial Cancer in Elderly Patients: Focus on Immune Checkpoint Inhibitors. Drugs & Aging. 2018;35(5): 409–421. doi:10.1007/s40266-018-0540-8.

46. Imai H, Wasamoto S, Yamaguchi O, Suzuki K, Sugiyama T, Uchino J, et al. Efficacy and safety of first-line pembrolizumab monotherapy in elderly patients (aged ≥ 75 years) with non-small cell lung cancer. J Cancer Res Clin Oncol. 2020;146(2): 457-466.

47. Dutriaux C, Saiag P, Meyer N, Khammari A, Benmahammed L, Tadmouri A, et al. Outcomes of elderly treated with pembrolizumab for metastatic melanoma comparing with younger patients. J Clin Oncol. 2018;36(15): 21508-21508.

48. Gridelli C, Sgambato A. Elderly patients and PD-L1-positive advanced non-small cell lung cancer: is pembrolizumab monotherapy effective and safe? Ann Transl Med. 2019;7(8): 282-282.

49. Sternberg CN, Merseburger AS, Choy E, Castellano DE, Lopez-Rios F, James N, et al. Clinical outcomes according to PD-L1 status and age in the prospective international SAUL study of atezolizumab (atezo) for locally advanced or metastatic urothelial carcinoma (UC) or non-UC of the urinary tract. J Clin Oncol. 2019;37(15): 4519-4519.

50. Kuon J, Hommertgen A, Krisam J, Lasitschka F, Stenzinger A, Blasi M, et al. Durvalumab in frail and elder patients with stage four NSCLC: Study protocol of the randomized phase II DURATION trial. 2020. [citado 10 de mayo de 2020]. Disponible en: http://europepmc.org/abstract/PPR/PPR121510.

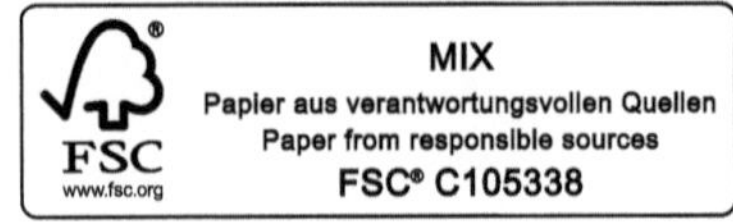

Printed by Books on Demand GmbH, Norderstedt / Germany